BEI GRIN MACHT SICH IHR WISSEN BEZAHLT

- Wir veröffentlichen Ihre Hausarbeit, Bachelor- und Masterarbeit

- Ihr eigenes eBook und Buch - weltweit in allen wichtigen Shops

- Verdienen Sie an jedem Verkauf

Jetzt bei www.GRIN.com hochladen und kostenlos publizieren

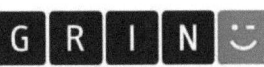

Bewegungsförderung und Prävention von Depressionen. Portfolio zur Einführung in das wissenschaftliche Arbeiten im Bereich Pflege- und Gesundheitswissenschaften

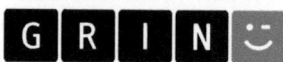

Bibliografische Information der Deutschen Nationalbibliothek:

Die Deutsche Nationalbibliothek verzeichnet diese Publikation in der Deutschen Nationalbibliografie; detaillierte bibliografische Daten sind im Internet über http://dnb.d-nb.de abrufbar.

ISBN: 9783346679642
Dieses Buch ist auch als E-Book erhältlich.

Druck und Bindung: Books on Demand GmbH, Norderstedt Germany
Gedruckt auf säurefreiem Papier aus verantwortungsvollen Quellen

Das vorliegende Werk wurde sorgfältig erarbeitet. Dennoch übernehmen Autoren und Verlag für die Richtigkeit von Angaben, Hinweisen, Links und Ratschlägen sowie eventuelle Druckfehler keine Haftung.

Das Buch bei GRIN: https://www.grin.com/document/1234517

„PORTFOLIO"

Evangelische Hochschule Darmstadt

Fachbereich Pflege- und Gesundheitswissenschaften

Wintersemester 2020/2021

Abgabedatum:

29.03.2021

Inhaltsverzeichnis:

Auswirkungen von körperlicher Aktivität auf an Depression erkrankte Menschen über 18, am Beispiel von „Hatha" Yoga

1. Lehrveranstaltung „Einführung in wissenschaftliches Arbeiten"

Inhaltsverzeichnis:

Einleitung

Während meines 1. Semesters in Pflege- und Gesundheitsförderung befasste ich mich im Modul 2 mit Medizin und Pharmakologie. Unteranderem war ein Teil dieses Modules das Thema Sport- und Suchtmedizin. In diesem Modul interessierte mich besonders das Thema Sport und Depression. Im Laufe meines Referates, das ich über dieses Thema hielt, wurde mir die Wichtigkeit im Zusammenhang von körperlicher Aktivität und der psychosomatischen Erkrankung bewusst. Aus diesem Grund wählte ich für meine Hausarbeit das Thema „Auswirkungen von körperlicher Aktivität auf Depression erkrankte Menschen über 18, am Beispiel von „Hatha" Yoga. Zu Beginn werde ich auf das Thema „körperliche Aktivität" genauer eingehen, um schlussfolgernd den Zusammenhang von körperlicher Aktivität und deren Auswirkung auf die psychosomatische Erkrankung „Depression" zu erläutern. Daraufhin werde ich die Erkrankung vorstellen, indem ich den Begriff „Depression" definiere und die Symptomatik, die Epidemiologie sowie mögliche medikamentöse und zusatztherapeutische Ansätze schildern. Zum Ende hin, werde ich anhand von „Hatha" Yoga diesen Zusammenhang beschreiben.

1. Die Wichtigkeit von körperlicher Aktivität

1.1 Was versteht man unter körperlicher Aktivität

Der Begriff „körperliche Aktivität" (Physical activity) ist klar von dem Begriff Sport zu trennen. Körperliche Aktivität ist ein Oberbegriff, der sich auf jede körperliche Bewegung (z.B Treppen steigen, Rad fahren u.v.m.) bezieht. Sport hingegen definiert nur eine Untergruppe von körperlicher Aktivität. Beim Sport liegt der Schwerpunkt auf dem Wettkampf oder dem Spaß an der Bewegung (z.b. Tanzen, Leichtathletik, Fußball) (Vgl. A. Rütten, K. Abu-Omar, T. Lampert, T. Ziese 2005, S.6-7). Laut Empfehlungen der internationalen Public Health Organisation wie dem American College of Sports Medicine (ACSM) oder dem Schweizer Netzwerk Gesundheit und Bewegung sollten Erwachsene mindestens 30 Minuten täglich moderate (z.B. Rad fahren, strammes Spazieren) körperlicher Aktivität durchführen. Zusätzlich sollte das moderate Training mit Ausdauertraining und bewegungsorientierten Trainingseinheiten ergänzt werden (Vgl. A. Rütten, K. Abu-Omar, T. Lampert, T. Ziese 2005, S.13).

1.2 Wie wirkt sich körperliche Aktivität auf die seelische Gesundheit aus

Körperliche Aktivität und regelmäßige Bewegung zählen zu den wichtigsten Einflussfaktoren der Lebensqualität. Sie leisten einen wesentlichen Beitrag zur Aufrechterhaltung von Gesundheit und Wohlbefinden (Vgl. A. Rüttten, K. Abu-Omar, T. Lampert, T. Ziese 2005, S.6-7). Mithilfe gezielter Förderungsmaßnahmen lässt sich in jedem Alter eine Rückentwicklung von Krankheiten (beispielsweise Depressionen) und Beschwerden aufzeigen. Ebenso dienen die Präventionspläne als prophylaktische Wirkung, um Krankheiten und Beschwerden vorbeugen zu können. Körperliche Inaktivität ist ein Risikofaktor für verhaltensbezogene Erkrankungen. Eine Tabelle der US Department of Health and Human services befasste sich mit der Auswirkung von körperliche Aktivität auf die seelische Gesundheit. Die Tabelle zeigt eine Zusammenfassung der Auswirkungen von körperlicher Aktivität auf die

Gesundheit. Positive Ergebnisse konnte die Studie im Bezug auf anti-depressive sowie stimmungsverbessernde Effekte erzielen. Zudem weisen sie auf eine nachhaltige Stärkung des Selbstvertrauens hin. Körperliche Aktivität senkt demnach Ängste und Depressionen (Vgl. A. Rütten, K. Abu-Omar, T. Lampert, T. Ziese 2005, S.8). Nachweislich verbessert körperliche Aktivität die depressive Symptomatik sowie das Wohlbefinden nach 16 Wochen. Dies zeigt eine amerikanische Studie. An der Studie nahmen über 200 Klienten*innen teil, die an Depressionen erkrankten. Ergänzend stellte sich heraus, dass das körperliche Training mit und ohne medikamentöse Behandlung die Rezidivrate senkt. Dies hat ein großes Gewicht, da depressive Störungen häufig rezidivieren (wiederkehren) (Vgl. A. Meyer, N. Langguth 2012, S. 56).

2. Depression

2.1 Einleitung:

Depressionen zählen zu den affektiven Störungen (Stimmungsstörungen) (Vgl. Martin Hautzinger 2011, 565). Depressive Syndrome treten selten alleine auf. Sie sind meist gekoppelt mit weiteren psychosomatischen Erkrankungen. Gehäuft kommen Angststörungen, Persönlichkeitsstörungen und/oder Essstörungen vor. Häufige Auslöser können biomedizinische Hintergründe (Veranlagungen), traumatische Ereignisse (Verluste), körperliche Belastungen oder Lebenskrisen (Trennungen) sein. Betroffene können aufgrund mangelnder instrumentelle, personeller oder sozialer Ressourcen, solche Episoden nicht selbstständig bewältigen (Vgl. Martin Hautzinger 2011, S.565). Diese Episoden sind durch verschiedenste Symptome geprägt.

2.2 Symptomatik und Epidemiologie im Erwachsenen Alter :

Depressive Episoden machen sich durch Symptome wie Niedergeschlagenheit, Freudlosigkeit, Interessenlosigkeit, Hoffnungslosigkeit oder Antriebslosigkeit bemerkbar (Vgl. Martin Hautzinger 2011, S.565). Weitere zentrale Symptome sind Ängstlichkeit, Traurigkeit und Ermüdbarkeit. Die Ausprägung und Häufigkeit der Symptome hängen vom Individuum ab und können bei jedem unterschiedlich stark ausgeprägt sein. Eine depressive Episode wird diagnostiziert, sobald eine Klient*in fünf oder mehr zentrale Symptome in einem Zeitraum von mehr als zwei Wochen verspürt (Vgl. Martin Hautzinger 2011, S.565).Die Wahrscheinlichkeit an einer Depression zu erkranken, ist bei Männern niedriger als bei Frauen. „Im Jahr 2017 litten Weltweit schätzungsweise 4,12% der weiblichen Bevölkerung unter einer unipolaren Depression" (Vgl. Rainer Radtke 2019). Dies zeigen Zahlen aus einer Statistik aus Statista, die im Jahr 2019 veröffentlicht wurde. Sie gibt den weltweiten Anteil der Bevölkerung, die unter einer Depression leiden, nach Geschlecht in den Jahren 1990-2017 an. Zu sehen ist, dass sich die Zahlen beim weiblichen Geschlecht in den letzten Jahren zwischen 4,12% und 4,32% sich bewegen. Bei Männern bewegt sich der Anteil hingegen zwischen 2,73% und 2,78%. Gründe für diesen Unterschied wurden noch nicht hinreichend erforscht. Dennoch gibt es einige Vermutungen. Erforscht wurde, dass das Denkverhalten bei Männern und Frauen unterschiedlich ist. Frauen kommunizieren ihre Gefühle häufiger als Männer. Sie suchen eher professionelle Hilfe, als das männliche Geschlecht. Eine weitere mögliche

Begründung könnte der Hormonhaushalt sein. Frauen erleiden aufgrund ihrer Periode oder einer Schwangerschaft hormonelle Veränderungen. Diese Veränderungen können häufig zu einer Wochenbettdepression nach einer Schwangerschaft führen (Anne Volkmann 2016). Das Ersterkrankungsalter liegt zwischen dem 20. Und 30. Lebensjahr (Vgl. Martin Hautzinger 2011, S. 566). Dennoch können auch jüngere Erwachsene ab dem 18. Lebensjahr sowie ältere Erwachsene über dem 30. Lebensjahr ihre Erstdiagnose erhalten. Etwa ein Viertel aller depressiven Störungen verlaufen chronisch (Vgl. Martin Hautzinger 2011, 566). In der Regel dauern sie mehr als zwei Jahre und sprechen nicht ausreichend auf die alleinige Pharmokotherapie (z.B. Antidepressiva) an.

2.3 Medikamentöse und zusätzliche Therapieansätze:

Medikamentöse Therapieansätze:

Psychopharmaka sind Arzneistoffe, die die Psyche des Menschen beeinflussen können. Sie werden symptomorientiert eingesetzt durch eine langsam aufbauende Dosierung. Um Nebenwirkungen wie Obstipation, Fingertremor, Müdigkeit, Gewichtszunahme und viele andere Nebenwirkungen zu minimieren (Vgl. Beate und Mathias Naumer 2015, 127). Medikamente wie Neuroleptika (Antipsychotika), Antidepressiva oder Valium werden häufig bei Depressionen verabreicht. Sie haben alle ein gemeinsames Ziel, die Wiederherstellung und den Erhalt des seelischen Gleichgewichtes, die Verbesserung der Stoffwechselprozesse im Gehirn sowie die Minimierung der psychischen Symptome (Vgl. Beate und Mathias Naumer 2015, S.127-129).Erst durch die Gabe von Psychopharmaka sind umfasse Behandlungen mit Psychotherapien wie Verhaltenstherapien, Gesprächstherapien oder Sporttherapien möglich (Vgl. Beate und Mathias Naumer 2015, S.128).

Zusätzliche Therapieansätze:

Im Vordergrund einer akuten Anfangsepisode steht die medikamentöse Behandlung. Unterstützt wird diese Therapie durch kognitive Verhaltenstherapie. Wichtig hierbei ist ein Beziehungsaufbau von Klient*in und Therapeut*in, eine kurzfristige Problemlösung und eine Unterstützung sowie Anleitung in akuten depressiven Episoden (Vgl. Martin Hautzinger 2011, S. 567). Verhaltenstherapeutische Maßnahmen werden geprägt durch Kommunikationstraining, sokratische Gesprächsführungen und ein Aufbau sozialer Kompetenzen. Die Intensität der Therapiemaßnahmen wird auf den Betroffenen angepasst und verfolgt mehrere Ziele. Sie bereitet einerseits den Betroffenen auf zukünftige Schwierigkeiten und/oder Krisen durch kontrollierte Bewältigung von negativen Gedanken und Zwängen vor. Andererseits dient sie als Prophylaxe, um erneute Rückfälle von depressiven Episoden vorzubeugen (Vgl. Martin Hautzinger 2011, S. 567). Eine weitere Alternativ beziehungsweise Zusatztherapie ist eine Kombinationstherapie. Die Pharmakotherapie wird durch regelmäßige und umfassende Gespräche (via Psychologen) unterstützt. Die Kombination aus medikamentöser Behandlung und Psychotherapie weist auf kurzer Sicht leichte Vorteile, doch auf langer Sicht größere Vorteile als Monotherapien auf (Vgl. Martin Hautzinger 2011, S.570). Dies zeigen mehrere Therapievergleichsstudien von DeJong-Meyer, Hautzinger und Kühner & Schramm aus dem Jahr 2007. Diese Studien zeigen die Wirksamkeit von

Verhaltenstherapien bei Behandlung von unipolaren Depressionen in verschiedenen Lebensaltern. Angelegte Kriterien sind zum einen die Rückfallquote der Symptomatik, wieder erforderliche Behandlungen und Klinikaufnahmen aufgrund von Depressionen. Die Erfolgsbeurteilung gilt für stationäre und ambulante Patienten, sowie Einzel- und Gruppenbehandlungen gleichermaßen. Ergebnissen zeigen eindeutig, dass die Rückfallquote zurück ging und langfristig weniger Symptome aufgetreten sind. Empfohlen wird eine Dauer der Therapie von 12 bis 20 Wochen (vVgl. Martin Hautzinger 2011, S.570). Eine weitere Zusatztherapie ist die Sporttherapie. Sport während einer Behandlung von Menschen mit einer leichten bis mittelschweren Depression erwies sich nachweislich als erfolgreich. Genauer mit dem Thema „Sporttherapie bei Depressionen" befasste sich die STEP.De-Studie. Diese ist eine *„Multi-center-cluster-randomized-non-inferiority"* – Wirksamkeitsstudie. Sie hegt das Ziel, die Effektivität und deren Kostendifferenz von ambulanten Sporttherapien bei depressiven Erkrankungen im Vergleich zu Psychotherapien zu evaluieren. Die Studie wurde von geschulten Sporttherapeuten durchgeführt. Anhand der Borg – Skala, die der Bestimmung des subjektiven Anstrengungsempfindens dient, wurde die Studie mit einer Skalierung von 6 (keine Anstrengung) in Stufen bis 20 (maximale körperliche Belastung) ausgewertet. Multipliziert wird der Faktor mit der Zahl 10. Dies ergibt die ungefähre Herzfrequenz (Vgl. Borg 1998, Löllgen und Ulmer 2004). Geprüft wurde die Studie von der Ethikkommission der Universität Potsdam und der Freien Universität Berlin. Schlussfolgernd bestätigt die Studie, die Wirksamkeit im mittleren bis großen Effektbereich. Sporttherapie als Behandlungsoption bei Depressionen kompensiert demnach körperliche, soziale sowie seelische Funktionsstörungen. Sie ist somit sinnvoll und einsetzbar (Vgl. Andreas Heißel 2020, S.149-155). Körperliche Aktivität reduziert Nebenwirkungen, die durch Medikamente entstehen und lenkt negative Strömungen um. Dies fördert die Leistungsfähigkeit des Klienten. (Vgl. A. Meyer, N. Langguth, K.-H. Schulz 2012, S.55)

3. Yoga

3.1 Hinführung zum Thema Yoga

Yoga ist eine Methode, durch deren Anwendung eine Klient*in vollständige Beherrschung von Seele und Körper erlangt (Vgl. Elisabeth Haich, Selvarajan Yesudian 2020, S.1). Um dieses Ziel zu erreichen, muss die Konzentrationsfähigkeit trainiert werden. Nur dann ist eine Beherrschung der Gedankenwelt möglich. Körper und Geist werden durch vielseitige Übungen gestärkt und miteinander vereint. Yoga ist ein Sammelname für verschiedene Methoden, die dennoch dasselbe Ziel befolgen. Sie verhelfen zur vollkommenden Selbsterkenntnis und lehren bedingungslose Selbstbeherrschung (Vgl. Elisabeth Haich, Selvarajan Yesudian 2020, S.13-14).

3.2 Durchführung und Auswirkungen von „Hatha" Yoga auf Depressionen:

Personen, die an Depressionen leiden, fehlt es oft an Selbstbeherrschung. Negative Strömungen (Gedanken) prägen ihre derzeitige Verfassung und beeinflussen negativ ihr körperliches sowie seelisches Gleichgewicht. „Hatha-Yoga" ist ein Weg der vollkommenen Gesundheit. Er weist auf die Wahrheit hin, dass der menschliche

Körper von negativen sowie positiven Strömungen umgeben ist (Vgl. Elisabeth Haich, Selvarajan Yesudian 2020, S.14-15). Das Ziel ist es, Seele und Körper wiederzuvereinen. (Vgl. Elisabeth Haich, Selvarajan Yesudian 2020,S.15-16). Betroffene müssen lernen ihren Körper und Geist in völliger Harmonie wieder zu verbinden und ihre Selbstsicherheit wiederzuerlangen. Doch welche Folgen hat ein solches Ungleichgewicht? Bei Menschen mit einem geringen Selbstwertgefühl kann ein Ungleichgewicht sich negativ auf ihre Denkweise und ihr Seelenleben auswirken. Der Zustand „Krankheit" entsteht (Vgl. Elisabeth Haich, Selvarajan Yesudian 2020, S.23-24). Durch systematische Übungen des „Hatha-Yogas" gelingt es Betroffenen ihr Selbstwertgefühl Schritt für Schritt zu stärken und wiederzuerlangen. Die Übungen bestehen aus drei Teilen. Die Bewusstseinslenkung, die Atemregelung und die Körperhaltung. Nur gekoppelt funktionieren sie, da sie nur zusammen langfristige Erfolge versprechen (Vgl. Elisabeth Haich, Selvarajan Yesudian2020, S.118). Bei der Bewusstseinslenkung geht es um die Selbstwahrnehmung. Nur mit voller Konzentration kann das Bewusstsein umgelenkt werden. Die Methode funktioniert bei jedem unterschiedlich und braucht seine Zeit (Vgl. Elisabeth Haich, Selvarajan Yesudian 2020, S.120). Parallel werden Atemübungen angewendet. Voraussetzung ist eine Disziplinierung des Rhythmus. Während der Einatmung liegt die Konzentration auf die Menge der eingeatmeten Luft. Während der Ausatmung konzentriert man sich bewusst, dass die eingeatmete Luft in alle Teile des Körpers gelenkt wird (Vgl. Elisabeth Haich, Selvarajan Yesudian 2020, S.123-124). Die Atemübungen variieren und können in jeden Körperteil geleitet werden, der geheilt werden soll. Ziel der Atemregelungen ist es, die Empfänglichkeit und Wahrnehmungsfähigkeit zu entwickeln (Vgl. Elisabeth Haich, Selvarajan Yesudian 2020, S. 125). Um „Hatha-Yoga" vollständig auszuführen, fehlen noch die Körperhaltungen. Genannt werden sie „Asana". Aktuell sind 84 Sitzweisen und Körperhaltungen im Gebrauch, die auf die Bewahrung der menschlichen Gesundheit verweisen und geeignet sind für eine Entwicklung zur höheren Selbstbeherrschung (Vgl. Elisabeth Haich, Selvarajan Yesudian 2020, S.126). In Kombination mit den Atemregelungen erhöhen die Asana's durch Zufuhr von frischem Blut zum Gehirn die geistigen Fähigkeiten (z.B. Gedächtnis, Arbeitslust, Schaffensdrang) (Vgl. Elisabeth Haich, Selvarajan Yesudian 2020, S.133-134). Ebenso erziehen sie zur Selbstbeherrschung. Das Ziel der Körperübungen ist es, den Körper und die Muskeln in Kraft und Gesundheit zu erhalten. „Asana" Übungen erfordern eine ruhige Gemütsverfassung, damit die Heilkräfte für negative Gemütswallungen eingespart und in nervenberuhigende Wirkungen umgewandelt werden (Vgl. Elisabeth Haich, Selvarajan Yesudian 2020, S. 133-134). Aus diesem Grund nehmen Klient*innen eine meditative Körperhaltung ein. Die Durchführung der einzelnen Übungen müssen vernünftig und konsequent durchgeführt werden, damit Verletzungen oder andere Störungen nicht entstehen. Wie auch bei anderen sportlichen Aktivitäten (z.B. Joggen, Boxen) sollte man nicht mit vollen Magen oder in der prallen Sonne die Übungen ausüben. Wirksam sind die Übungen erst, wenn sie konkret durch geführt werden (Vgl. Elisabeth Haich, Selvarajan Yesudian 2020, S.135). Beginnt wird eine Übung zunächst mit einer Atemübung. Folgend wird eine „Hatha" Übung aufgeführt, die eine positive Auswirkung auf negative Gedankenströmungen aufweisen. Die „Sidhasana" Stellung dient zur seelischen Vertiefung. Die Ausübung der Stellung erfolgt auf dem Boden. Im Sitz wird der linke Fuß nach türkischer Sitzart vor den anderen Fuß gelegt. Der rechte Fuß wird über den linken Fuß gelegt, so dass der rechte Fuß auf dem linken Schenkel liegt. Das Ziel ist eine seelische sowie körperliche Stabilität. Ebenfalls entfaltet sie das volle Selbstbewusstsein. Die Körperhaltung bewahrt das Gleichgewicht unserer positiven und negativen Gedanken. Mithilfe der Atemübungen steigert und ordnet es die Wechselwirkungen (Vgl. Elisabeth Haich, Selvarajan Yesudian 2020, S.156-157). Eine mächtige positive Kraft wird durch Nichtdenken, Nichthandeln und Nichtsprechen in eine ausströmende Schaffenskraft hingeleitet (Vgl. Elisabeth Haich, Selvarajan Yesudian 2020, S.156-157). Die Stellung der „Sidhasana" ist geeignet zur seelischen Vertiefung, da die Heilwirkung auf dem Nervensystem liegt. (Vgl. Elisabeth Haich, Selvarajan Yesudian 2020, S. 160).

Fazit

Menschen aller Altersgruppen profitieren von körperlicher Aktivität. Es wirkt sich positiv auf die gesundheitliche und die seelische Ebene aus. Die Ergebnisse und Auswertungen verdeutlichen, dass körperliche Aktivität als Therapieansatz bei Depression ein enormes Potential verweisen. Es kann primär-, als auch tertiär präventiv angewendet werden. Wichtig anzumerken ist, dass die Sporttherapeutische Intervention auf die Bedürfnisse und Rahmenbedingungen des Einzelnen angepasst werden müssen. Depressionen erfordern viel Zeit und Geduld, um die Rezidivrate langfristig zu senken. Deswegen ist es während einer akuten Episode wichtig, schnellstmöglich durch medikamentöse und zusatztherapeutische Maßnahmen einzugreifen. „Hatha" Yoga entstand aus einer alten Legende und zählt heutzutage als wirksame Therapie bei Depressionen. Die Zusammensetzung der Bewusstseinslenkung, der Atemübungen und der Körperhaltungen stärkt langfristig das Selbstwertgefühl und verbindet die seelische Gesundheit mit der körperlichen Gesundheit. Eine Heilungsphase ist ein Prozess, der sich langsam entwickelt. Ebenso hängt es von jedem Betroffenen ab und muss individuell angepasst werden.

Literaturverzeichnis

Beate Naumer, M. N. (16. März 2015). Pflegesituation psychische Erkrankungen. In M. N. Beate Naumer, *Lernkarten Arzneimittellehre* (S. 127-129). Urban & Fischer / Verlag Elsevier GmbH.

BKK, B.-O. (kein Datum). Von https://www.bgm-bkk.de/uploads/media/Bewegung_Faktenblatt.pdf abgerufen

Brehm, J. (25. Juli 2019). *Haufe.de.* Von https://www.haufe.de/arbeitsschutz/gesundheit-umwelt/erfolgreiche-bewegungsfoerderung-im-betrieb_94_494450.html abgerufen

Clauß, E. (kein Datum). *Die Gesundheitsmanager.* Von https://www.gesundheitsmanagement24.de/happywork-stressmanagement-bei-pflegekraeften/ abgerufen

Department, S. R. (Juni 2015). *statista.* Von https://de.statista.com/statistik/daten/studie/446056/umfrage/au-tage-aufgrund-von-depressionen-und-burn-out-im-gesundheits-und-sozialwesen/ abgerufen

Elisabeth Haich, S. Y. (2020). *Sport und Yoga.* Aquamarin Verlag.

Google Scholar, H. v. (14. März 2021). Von https://scholar.google.de/ abgerufen

Hautzinger, m. (2011). *Verhaltenstherapiemanuel.* Von https://link.springer.com/content/pdf/10.1007%2F978-3-642-16197-1_100.pdf abgerufen

Heißel, A. (2020). Sporttherapie als adjuvante oder alternative Behandlung bei Depressionen. *Psychotherapeut*, 149-155.

Hochreiter, N. (September 2014). *Ansätze zur Bewegungsförderung am Arbeitsplatz auf Verhaltens- und Verhältnisebene.* Von https://fgoe.org/sites/fgoe.org/files/project-attachments/Masterarbeit%20Nadine%20%20Hochreiter.pdf abgerufen

Krug, S. J. (25. Mai 2013). Von https://link.springer.com/content/pdf/10.1007/s00103-012-1661-6.pdf abgerufen

Radtke, R. (2019). *Statista.* Von https://de.statista.com/statistik/daten/studie/1078802/umfrage/anteil-der-weltbevoelkerung-mit-depression-nach-geschlecht/ abgerufen

Rütten, A., Abu-Omar, K., Burlacu, I., Gediga, G., Messing, S., Pfeifer, K., & Ungerer-Röhrich, U. (2016). *Nationale Empfehlungen für*

Bewegung und Bewegungsförderung. Von http://www.lauftherapie-
vdl.de/VDL-downloads/Nationale-Empfehlungen-fuer-
Bewegung.pdf abgerufen

Rütten, A., Abu-Omar, K., Lampert, T., & Ziese, T. (2005).
Gesundheitsberichtserstattung des Bundes/körperliche Aktivität.
Berlin: Robert Koch-Institut.

statista. (kein Datum). Von https://de.statista.com/ abgerufen

Statista. (14. März 2021). Von
https://de.statista.com/statistik/studie/id/17631/dokument/deme
nzerkrankungen-statista-dossier/ abgerufen

Volkmann, A. (04. Oktober 2016). *Gesundheitsstadt-Berlin.* Von
https://www.gesundheitsstadt-berlin.de/warum-depressionen-
bei-frauen-haeufiger-diagnostiziert-werden-als-bei-maennern-
10758/ abgerufen

3. Lehrveranstaltung Fachdatenbanken Anwendung (Teil 1)

Teilaufgabe des „Portfolios"

Fachdatenbank: Google Scholar

Typ	Unspezifische Suchmaschine
Bereitgestellt von	Suchmaschine Google LLC
Link	https://scholar.google.com https://scholar.google.de
Aktualisierung	Ständig über unbekannte, automatische Algorithmen
Themenschwerpunkte	Unspezifisch, deckt verschiedenste Themenfelder ab Unter anderem Wissenschaftliche Literatur
Inhalt	Ganz unterschiedliche wissenschaftliche Dokumente entweder als Volltexte oder bibliographische Nachweise sowie Zitationen Dissertationen und Konferenzbeiträge
Zugang	Frei zugänglich
Sprache	Deutsch Englisch Spanisch Französisch Weitere 36 Sprachen
Suchfunktion	• Einfache Suche und erweiterte Suche möglich • Boolsche Operatoren AND, OR, NOT funktionieren nur in der Eingabe als Minuszeichen vor dem Suchbegriff • Wenn kein Operator zwischen den Suchbegriffen steht, setzt Google Scholar automatisch

	AND
	• Wildcard/Joker/Platzhalter:
	  * Trunkierung ersetzt hier
	  ganzes Wort

Suchergebnisse filtern nach	• Zeitraum
	• Relevanz
	• Sprache
	• Einschließung oder
	  Ausschließung von Patenten
	  oder Zitaten

Suchverlauf und Export von Treffern	• Suchhistorie nicht verfügbar
	• Export einzelner Treffer in ein
	  Literaturverwaltungsprogramm
	  wie z .B. Citavi bedingt möglich

Besonderheiten	• Anlegung eines Profils möglich
	• Alert erstellen (alert : Adjektiv,
	  aufmerksam) – per Mail erhält
	  man Benachrichtigungen auf die
	  Benachrichtigungsabfrage
	• durch Anklicken des
	  Sternsymbols kann man einen
	  Artikel speichern für eine
	  spätere Lektüre unter dem Link
	  * Meine Bibliothek
	• Google Books
	  - Enthält Ausschnitte, nie
	    ganze Bücher

Bewertung	• Google Scholar sucht zwar sehr
	  umfangreich, doch zugleich gibt
	  es keine Qualitätskriterien für
	  die Quellen
	• Google Scholar eignet sich für
	  eine orientierende

	Literaturrecherche oder auch einer ergänzenden Suche • Google Scholar ist jedoch ungeeignet für eine systematische Literaturrecherche • Wissenschaftlichkeit ist nicht bei allen Publikationen gegeben • Können nur maximal 100 Seiten angezeigt werden (10 Treffer pro Seite) • Guter Einstieg in die Literaturrecherche

Fachdatenbank Statista:

Unterschiedliche Zugänge: Basis-Account – Single-Account – Corporate-Account

Typ	Unspezifische Suchmaschine
Bereitgestellt von	Statista.de
Link	https://de.statista.com/statistik/studie/id/17631/dokument/deme nzerkrankungen-statista-dossier/
Aktualisierung	Ständige Aktualisierung
Themenschwerpunkte	unspezifisch
Inhalt	Statistiken Studien & Reporte Experten – Tools Infografiken Insights Prognosen Umfragen
Zugang	Freizugänglich vom privaten PC sowie kostenpflichtig (Erweiterung)
Sprache	Englisch Deutsch Französisch Spanisch
Suchfunktion	Einfache Suche Erweiterte Suche
Suchergebnisse filtern nach	Suchgenauigkeit Region Land Branche/Kategorie Veröffentlichung Archiv Relevanz Veröffentlichungsdatum Popularität

Suchverlauf und Export von Treffern	Keine Speicherung des Suchverlaufes Export von PDF und Powerpoint
Besonderheiten	Account Anlegung mit eigener Favoritensammlung Downloads von Dokumenten möglich Statistiken Kostenpflichtig für die Erweiterung Suchgenauigkeit Bestimmung In der Studiendatenbank gibt es über 41.000 Studien Campus Lizenz über die Bibliothek der evangelischen Hochschule
Bewertung	Sucht im Gegensatz zu anderen Suchmaschinen genau und präzise Viele Filtermöglichkeiten Dossiers Fokus liegt auf die Wirtschaft Häufig ist eine Registrierung notwendig, da ein Teil der Daten kostenpflichtig ist

Literaturverzeichnis

Beate Naumer, M. N. (16. März 2015). Pflegesituation psychische Erkrankungen. In M. N. Beate Naumer, *Lernkarten Arzneimittellehre* (S. 127-129). Urban & Fischer / Verlag Elsevier GmbH.

BKK, B.-O. (kein Datum). Von https://www.bgm-bkk.de/uploads/media/Bewegung_Faktenblatt.pdf abgerufen

Brehm, J. (25. Juli 2019). *Haufe.de.* Von https://www.haufe.de/arbeitsschutz/gesundheit-umwelt/erfolgreiche-bewegungsfoerderung-im-betrieb_94_494450.html abgerufen

Clauß, E. (kein Datum). *Die Gesundheitsmanager.* Von https://www.gesundheitsmanagement24.de/happywork-stressmanagement-bei-pflegekraeften/ abgerufen

Department, S. R. (Juni 2015). *statista.* Von https://de.statista.com/statistik/daten/studie/446056/umfrage/au-tage-aufgrund-von-depressionen-und-burn-out-im-gesundheits-und-sozialwesen/ abgerufen

Elisabeth Haich, S. Y. (2020). *Sport und Yoga.* Aquamarin Verlag.

Google Scholar, H. v. (14. März 2021). Von https://scholar.google.de/ abgerufen

Hautzinger, m. (2011). *Verhaltenstherapiemanuel.* Von https://link.springer.com/content/pdf/10.1007%2F978-3-642-16197-1_100.pdf abgerufen

Heißel, A. (2020). Sporttherapie als adjuvante oder alternative Behandlung bei Depressionen. *Psychotherapeut*, 149-155.

Hochreiter, N. (September 2014). *Ansätze zur Bewegungsförderung am Arbeitsplatz auf Verhaltens- und Verhältnisebene.* Von https://fgoe.org/sites/fgoe.org/files/project-attachments/Masterarbeit%20Nadine%20%20Hochreiter.pdf abgerufen

Krug, S. J. (25. Mai 2013). Von https://link.springer.com/content/pdf/10.1007/s00103-012-1661-6.pdf abgerufen

Radtke, R. (2019). *Statista.* Von https://de.statista.com/statistik/daten/studie/1078802/umfrage/anteil-der-weltbevoelkerung-mit-depression-nach-geschlecht/ abgerufen

Rütten, A., Abu-Omar, K., Burlacu, I., Gediga, G., Messing, S., Pfeifer, K., & Ungerer-Röhrich, U. (2016). *Nationale Empfehlungen für*

Bewegung und Bewegungsförderung. Von http://www.lauftherapie-vdl.de/VDL-downloads/Nationale-Empfehlungen-fuer-Bewegung.pdf abgerufen

Rütten, A., Abu-Omar, K., Lampert, T., & Ziese, T. (2005). *Gesundheitsberichtserstattung des Bundes/körperliche Aktivität.* Berlin: Robert Koch-Institut.

statista. (kein Datum). Von https://de.statista.com/ abgerufen

Statista. (14. März 2021). Von https://de.statista.com/statistik/studie/id/17631/dokument/deme nzerkrankungen-statista-dossier/ abgerufen

Volkmann, A. (04. Oktober 2016). *Gesundheitsstadt-Berlin.* Von https://www.gesundheitsstadt-berlin.de/warum-depressionen-bei-frauen-haeufiger-diagnostiziert-werden-als-bei-maennern-10758/ abgerufen

4. Lehrveranstaltung Fachdatenbanken Anwendung
(Teil2)

Teilaufgabe des „Portfolios"

Thesenpapier zum Thema:

In meiner Hausarbeit liegt das Hauptaugenmerk auf die Auswirkungen von körperlicher Aktivität. Heutzutage zählen Bewegungsfördernde Ansätze als Primärprävention, um Krankheiten und Störungen vorzubeugen. Dies führte zu der Fragestellung Wo der Fokus in der Bewegungsförderung liegt und wie er durch welche Maßnahmen erreicht werden kann.

These 1:

Die Vernetzung zur Bewegungsförderung betrifft alle Institutionen des Gesundheitssystems/ -wesens. Sie müssen effektiv zusammen arbeiten um die Bewegungsförderung des Einzelnen zu fördern und den Gesundheitszustand mittel- bis langfristig zu verbessern.

These 2:

Maßnahmen zur Bewegungsförderung müssen sich aus Verhältnis- und Verhaltensbezogenen Strukturen, Bedingungen und Prozesse zusammenzusetzen, die wissenschaftlich abgesichert sind.

These 3:

Gesundheitsrelevante Ziele müssen systematisch differenziert werden, um die Gesundheit umfassend zu stärken. Zusätzlich dient die Bewegungsförderung zur Minimierung des gesundheitlichen Risikos.

These 4:

Maßnahmen der Bewegungsförderung müssen hinsichtlich der Ziele und der Maßnahmen wissenschaftlich abgesichert sein, um die Lebensqualität effektiv zu verlängern

Literaturverzeichnis

Beate Naumer, M. N. (16. März 2015). Pflegesituation psychische Erkrankungen. In M. N. Beate Naumer, *Lernkarten Arzneimittellehre* (S. 127-129). Urban & Fischer / Verlag Elsevier GmbH.

BKK, B.-O. (kein Datum). Von https://www.bgm-bkk.de/uploads/media/Bewegung_Faktenblatt.pdf abgerufen

Brehm, J. (25. Juli 2019). *Haufe.de*. Von https://www.haufe.de/arbeitsschutz/gesundheit-umwelt/erfolgreiche-bewegungsfoerderung-im-betrieb_94_494450.html abgerufen

Clauß, E. (kein Datum). *Die Gesundheitsmanager*. Von https://www.gesundheitsmanagement24.de/happywork-stressmanagement-bei-pflegekraeften/ abgerufen

Department, S. R. (Juni 2015). *statista*. Von https://de.statista.com/statistik/daten/studie/446056/umfrage/au-tage-aufgrund-von-depressionen-und-burn-out-im-gesundheits-und-sozialwesen/ abgerufen

Elisabeth Haich, S. Y. (2020). *Sport und Yoga*. Aquamarin Verlag.

Google Scholar, H. v. (14. März 2021). Von https://scholar.google.de/ abgerufen

Hautzinger, m. (2011). *Verhaltenstherapiemanuel*. Von https://link.springer.com/content/pdf/10.1007%2F978-3-642-16197-1_100.pdf abgerufen

Heißel, A. (2020). Sporttherapie als adjuvante oder alternative Behandlung bei Depressionen. *Psychotherapeut*, 149-155.

Hochreiter, N. (September 2014). *Ansätze zur Bewegungsförderung am Arbeitsplatz auf Verhaltens- und Verhältnisebene*. Von https://fgoe.org/sites/fgoe.org/files/project-attachments/Masterarbeit%20Nadine%20%20Hochreiter.pdf abgerufen

Krug, S. J. (25. Mai 2013). Von https://link.springer.com/content/pdf/10.1007/s00103-012-1661-6.pdf abgerufen

Radtke, R. (2019). *Statista*. Von https://de.statista.com/statistik/daten/studie/1078802/umfrage/anteil-der-weltbevoelkerung-mit-depression-nach-geschlecht/ abgerufen

Rütten, A., Abu-Omar, K., Burlacu, I., Gediga, G., Messing, S., Pfeifer, K., & Ungerer-Röhrich, U. (2016). *Nationale Empfehlungen für*

Bewegung und Bewegungsförderung. Von http://www.lauftherapie-
vdl.de/VDL-downloads/Nationale-Empfehlungen-fuer-
Bewegung.pdf abgerufen

Rütten, A., Abu-Omar, K., Lampert, T., & Ziese, T. (2005).
Gesundheitsberichterstattung des Bundes/körperliche Aktivität.
Berlin: Robert Koch-Institut.

statista. (kein Datum). Von https://de.statista.com/ abgerufen

Statista. (14. März 2021). Von
https://de.statista.com/statistik/studie/id/17631/dokument/deme
nzerkrankungen-statista-dossier/ abgerufen

Volkmann, A. (04. Oktober 2016). *Gesundheitsstadt-Berlin.* Von
https://www.gesundheitsstadt-berlin.de/warum-depressionen-
bei-frauen-haeufiger-diagnostiziert-werden-als-bei-maennern-
10758/ abgerufen

Expose

Einführung eines Projektes in der Gesundheitsförderung im Setting Krankenhaus

Depressionen bei Pflegekräften, die Auswirkungen der psychosomatischen Erkrankung und Ansätze für Präventionsmaßnahmen

Teilaufgabe im Rahmen des „Portfolios"

Inhaltsverzeichnis:

Einführung

Einleitung

Präventive Maßnahmen

Fazit

Literaturverzeichnis

Einführung

Ich bin eine examinierte Gesundheits- und Krankenpflegerin im Gesundheits- und Pflegezentrums Rüsselsheim. Zu Zeiten von Corona ist mir vermehrt die psychische und körperliche Belastung meinen Kolleg*innen aufgefallen, deswegen möchte ich der Pflegedienstleitung anhand einer kurzen Hausarbeit eine präventive gesundheitsfördernde Maßnahme vorschlagen, um Depressionen vorzubeugen.

Einleitung

1.1 Begriffsdefinition „Depression"

Eine Depression ist eine psychische Erkrankung, die durch Symptome wie Traurigkeit, Interessenlosigkeit, Schlafstörungen, Appetitlosigkeit, Konzentrationsschwächen und/oder Müdigkeit einhergeht (Vgl. Martin Hautzinger 2011, S. 565). Festgestellt wird die Erkrankung, sobald der Betroffene mindestens zwei Wochen zwei oder mehrere dieser oben genannten Symptome aufweisen. Ursachen können biologische Veranlagungen, traumatische Erlebnisse, wie der Verlust eines Patienten aber auch äußerliche Faktoren, wie der private Stress daheim oder auf der Arbeit sein (Vgl. Martin Hautzinger 2011, S. 566).

1.2 Ursachen in Bezug auf den Pflegeberuf

Ursachen in Bezug auf den Pflegeberuf gibt es viele. Die auffälligsten Ursachen sind zum einen der Schichtdienst und der Personalmangel, die zum anderen zu einer hohen Arbeitsbelastung führen können.

Pflegekräfte haben eine hohe Verantwortung ihren Patienten gegenüber und arbeiten teilweise über ihren Fachbereich hinaus. Hinzu kommt ein Schichtsystem, dass durch Früh-/Spät-/ und Nachtdienste gegliedert ist. Pflegekräfte leisten oftmals Doppelschichten. Aufgrund des Schichtdienstes bleibt die Entspannungsphase der Fachkräfte in den meisten Fällen aus und ihr Biorhythmus wird täglich auf die Probe gestellt. Zudem herrscht seit mehreren Jahren ein Personalmangel. Betroffen sind in den meisten Fällen Pflegeinrichtungen und Krankenhäuser. Die hohe Arbeitsbelastung auf den Stationen steigt mit jeder fehlenden Fachkraft an. Dies führt zu einer vermehrten körperlichen und seelischen Erschöpfung der Pflegekräfte.

1.3 Probleme im Bezug auf den Pflegeberuf

Zusätzlich zu den bereits physischen Belastungen kommen auch psychische Belastungen, wie Traumatische Ereignisse hinzu, die teils zuhause verarbeitet werden müssen Pflegekräfte verlieren an Motivation, um zur Arbeit zugehen, lassen an Konzentration nach, sind schneller reizbar und stehen täglich unter enormen Druck. Durch diese Ursachen können schneller Fehler passieren, die durch ausreichend Erholung verhindern werden könnten. Falsche Dokumentationen, falsche Dosierung der Medikamente, vergessen der Thrombosespritzen und viele weitere Unfälle können passieren. Dies kann das Leben eines Menschen kosten. Zudem kommt hinzu, dass das Pflegepersonal auf jeden im Team angewiesen ist. Ausfälle aus gesundheitlichen Gründen haben zur Folge, dass die Arbeitsbelastung weiter steigt und die Anforderungen mitwachsen (Vgl. Elisa Clauß 2012). Eine Statistik von Statista aus dem Jahr 2013 zeigt, dass in Hessen Betroffene aufgrund einer depressiven Episode sich 1.061 Arbeitsunfähigkeitstage (Arbeitsunfähigkeitstage pro 1.000 BKK - Mitglieder) nahmen, sowie Betroffene mit rezidivierender Depression nahmen sich 323 Arbeitsunfähigkeitstage.

2. Präventive Maßnahmen

Hinsichtlich der Vielseitigkeit der gesundheitsförderlichen Maßnahmen im Bereich des Stressmanagements sowie der Bewegungsförderung werden folgend mögliche Konzepte präventiver Maßnahmen, um eine Depression vorzubeugen, erläutert. Die Wirksamkeit der folgenden Konzepte wird anhand ihrer Darstellung für eine Umsetzung im Alltag der Pflegekraft sowie im Klinikalltag präsentiert.

2.1 Stressmanagement

Prophylaktisches Stressmanagement fördert die psychische sowie physische Gesundheit. Das Konzept des Stressmanagements gilt nicht für jeden oder jede gleich, sondern muss auf die Pflegekraft angepasst werden. Der oder die Betroffene muss selbst die Kontrolle über sein oder ihr eigenes Leben und den Arbeitsbedingungen bekommen. Primär–präventiv werden die Maßnahmen genutzt, um eine gesundheitsbewusste Arbeits- und Lebensweise zu fördern. Damit das Stressmanagement erfolgreich ist, müssen die Maßnahmen an Führungskräfte und Mitarbeiter weitergegeben werden. Das Programm Happy@Work ist ein wissenschaftliches Projekt und ein Teil der *Positive Occupational Health Psychology* (Vgl. Elisa Clauß 2012). Bedeutet, dass nicht Krankheit und Diagnose zielgebend sind, sondern vielmehr die Unterstützung eines positiven und gesunden Umganges mit Stress und Arbeit (Vgl. Elisa Clauß 2012). Das Programm ist Teil der internationalen Studie „Happy and engaged at work" (Humbolt – Universität Berlin 2012).

Die Studie beschäftigte sich zunächst mit Pflegekräften in ambulanten Diensten. Das Ziel dieses Programmes ist die Förderung der Ressourcen der Pflegekraft. Sie sollen mit dem Erfolg einer langfristigen Zufriedenheit und Motivation im Arbeitsalltag gestärkt werden. Ebenso wichtig ist, dass der chronische Erholungsbedarf, die Müdigkeit und die emotionale Erschöpfung abnehmen. Um dies umzusetzen wurde eine Audiodatei entwickelt, die den Betroffenen auf ihren mobilen Endgeräten zur Verfügung stehen. Diese ist ein Teil der Stress – Check- App kann sich jeder oder jede individuell herunterladen und im Alltag nutzen. Der Sinn ist es mit der Achtsamkeitsübung die Beschäftigten zu stärken und ihre Kraftreserven aufzutanken, damit sie gestärkt in den Arbeitsalltag zurück kehren können.

2.2 Bewegungsförderung

In der Pflege ist die Bewegung ein fester Bestandteil des Arbeitsalltags. Die Pflege der Patient*innen erfordert viel körperliche Belastung, die mit Stress und negativen Emotionen verbunden ist. Außerhalb ihrer Dienste schaffen es die meisten Beschäftigten nicht in ihrem Alltag körperliche Aktivitäten zu integrieren. Den meisten Pflegekräften fehlt es oftmals an Motivation und Energie, da ihre Schichten in der Regel eine hohe körperliche sowie seelische Belastung mit sich bringen.

Wissenschaftlich belegt, ist, dass körperliche Aktivität eine positive Auswirkung auf den Lebensstil und das Wohlbefinden haben (Vgl. S. Krug, S. Jordan, G.B.M. Kensink, S. Müters, J. Finger & T. Lampert 2013, S. 765). Die geistige sowie körperliche Gesundheit wird ebenfalls positiv beeinflusst. Die gezielte Bewegungsförderung in der Arbeitsumgebung beeinflusst das Bewegungsverhalten des Einzelnen oder der Einzelnen und somit die Gesundheit der Mitarbeiter*innen. Eine Konzipierung dieser Maßnahmen sollte mit den Mitarbeiter*innen kommuniziert werden und auf mindestens eins bis drei Jahre für einen langfristigen Erfolg angelegt werden. Verhältnispräventive Maßnahmen wären Beispielsweise eine Kooperation mit Fitness-/oder Sporteinrichtungen. Das Medifit in Rüsselsheim bietet außerhalb der Physiotherapie auch Sportkurse jeglicher Art an. Aufgrund der Corona Pandemie werden die meisten Kurse Online angeboten. Dies könnte ein Vorteil für Kolleg*innen sein, die einen längeren Arbeitsweg haben. Eine weitere Maßnahme wäre, dass das eigene Physiotherapiestudio im Krankenhaus so umfunktioniert wird, dass auch dort Sportkurse angeboten werden, die man vor Ort anbieten könnte oder Online von zu Hause aus. Sportangebote können Bauch Beine Po, Rückenfit, Pilates oder Yoga beinhalten. Mit einer Lizenz oder einem kleinen monatlichen Beitrag könnten Mitarbeiter*innen vor oder nach ihren Diensten dieses Bewegungsangebote annehmen. Evaluiert können diese Maßnahmen anhand von Fragebögen oder Langzeit - Experimenten ermittelt werden.

Fazit:

Dieses Expose gibt einen kurzen aber klaren Einblick in die Relevanz des Themas Depression bei Pflegekräften. In diesem Bereich muss präventiv gearbeitet werden, damit die Beschäftigten langfristig im Betrieb bleiben und der Personalmangel aufgrund psychischer Erkrankungen nicht weiter ansteigt. Das Hauptaugenmerk liegt auf dem Personalmangel und den überfüllten Stationen. Wichtig ist es, nicht nur die körperliche Gesundheit zu fördern, sondern auch die psychische Gesundheit.

Die gesundheitsfördernden Maßnahmen, die aufgeführt wurden, können helfen Beschäftigte vor einer Depression zu schützen. Stressmanagement sowie die Bewegungsförderung tragen einen wichtigen Teil hierzu bei. Dennoch müssen die Pflegekräfte sich dazu bereit erklären und die Maßnahmen annehmen. Die Gesundheitsförderung beginnt mit dem Arbeitgeber und endet bei dem Arbeitnehmer, nur so kann sie langfristig erfolgen.

Literaturverzeichnis

Beate Naumer, M. N. (16. März 2015). Pflegesituation psychische Erkrankungen. In M. N. Beate Naumer, *Lernkarten Arzneimittellehre* (S. 127-129). Urban & Fischer / Verlag Elsevier GmbH.

BKK, B.-O. (kein Datum). Von https://www.bgm-bkk.de/uploads/media/Bewegung_Faktenblatt.pdf abgerufen

Brehm, J. (25. Juli 2019). *Haufe.de.* Von https://www.haufe.de/arbeitsschutz/gesundheit-umwelt/erfolgreiche-bewegungsfoerderung-im-betrieb_94_494450.html abgerufen

Clauß, E. (kein Datum). *Die Gesundheitsmanager.* Von https://www.gesundheitsmanagement24.de/happywork-stressmanagement-bei-pflegekraeften/ abgerufen

Department, S. R. (Juni 2015). *statista.* Von https://de.statista.com/statistik/daten/studie/446056/umfrage/au-tage-aufgrund-von-depressionen-und-burn-out-im-gesundheits-und-sozialwesen/ abgerufen

Elisabeth Haich, S. Y. (2020). *Sport und Yoga.* Aquamarin Verlag.

Google Scholar, H. v. (14. März 2021). Von https://scholar.google.de/ abgerufen

Hautzinger, m. (2011). *Verhaltenstherapiemanuel.* Von https://link.springer.com/content/pdf/10.1007%2F978-3-642-16197-1_100.pdf abgerufen

Heißel, A. (2020). Sporttherapie als adjuvante oder alternative Behandlung bei Depressionen. *Psychotherapeut,* 149-155.

Hochreiter, N. (September 2014). *Ansätze zur Bewegungsförderung am Arbeitsplatz auf Verhaltens- und Verhältnisebene.* Von https://fgoe.org/sites/fgoe.org/files/project-attachments/Masterarbeit%20Nadine%20%20Hochreiter.pdf abgerufen

Krug, S. J. (25. Mai 2013). Von https://link.springer.com/content/pdf/10.1007/s00103-012-1661-6.pdf abgerufen

Radtke, R. (2019). *Statista.* Von https://de.statista.com/statistik/daten/studie/1078802/umfrage/anteil-der-weltbevoelkerung-mit-depression-nach-geschlecht/ abgerufen

Rütten, A., Abu-Omar, K., Burlacu, I., Gediga, G., Messing, S., Pfeifer, K., & Ungerer-Röhrich, U. (2016). *Nationale Empfehlungen für Bewegung und Bewegungsförderung.* Von http://www.lauftherapie-vdl.de/VDL-downloads/Nationale-Empfehlungen-fuer-Bewegung.pdf abgerufen

Rütten, A., Abu-Omar, K., Lampert, T., & Ziese, T. (2005). *Gesundheitsberichterstattung des Bundes/körperliche Aktivität.* Berlin: Robert Koch-Institut.

statista. (kein Datum). Von https://de.statista.com/ abgerufen

Statista. (14. März 2021). Von https://de.statista.com/statistik/studie/id/17631/dokument/deme nzerkrankungen-statista-dossier/ abgerufen

Volkmann, A. (04. Oktober 2016). *Gesundheitsstadt-Berlin.* Von https://www.gesundheitsstadt-berlin.de/warum-depressionen-bei-frauen-haeufiger-diagnostiziert-werden-als-bei-maennern-10758/ abgerufen

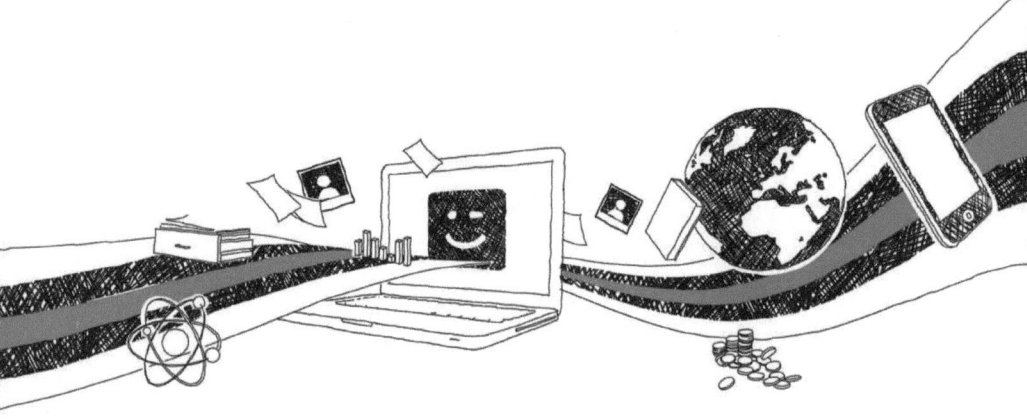
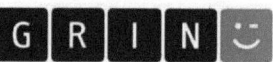